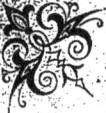
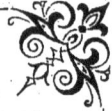

EAUX THERMALES

DE

BAGNOLES-DE-L'ORNE

LEURS PROPRIÉTÉS CURATIVES

Par le docteur H. LÉDEMÉ

Ancien médecin inspecteur de l'établissement.

———o•o╳o•o———

ALENÇON

E. DE BROISE, Imprimeur-Éditeur

PLACE D'ARMES

—

1867

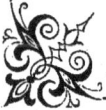
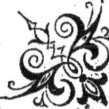

DES EAUX THERMALES

DE

BAGNOLES - DE - L'ORNE

DANS LE TRAITEMENT

Des affections Rhumatismales de la Goutte et de la Gravelle

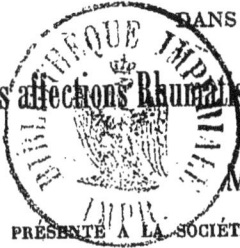

MÉMOIRE

PRÉSENTÉ A LA SOCIÉTÉ D'HYDROLOGIE MÉDICALE DE PARIS

PRÉCÉDÉ DU

RAPPORT sur ce Mémoire lu à la Société d'Hydrologie dans sa séance
du 16 mars 1868, par M. le docteur PIDOUX, médecin inspecteur
des Eaux-Bonnes, membre de l'Académie de Médecine, etc., etc.

ET SUIVI D'UNE

NOTICE

(Deuxième édition, augmentée de nouvelles considérations critiques)

SUR

L'utilité et l'emploi en boisson, loin des Sources, des Eaux Thermales et Ferrugineuses froides de Bagnoles.

PAR

Le docteur L. BIGNON,

MÉDECIN INSPECTEUR

Membre correspondant de la Société d'Hydrologie médicale de Paris.

ALENÇON

E. DE BROISE, IMPRIMEUR-ÉDITEUR

PLACE D'ARMES

—

1868

PREMIÈRE PARTIE

DES

EAUX THERMALES

DE

BAGNOLES-DE-L'ORNE

Dans le traitement des affections Rhumatismales,
de la Goutte et de la Gravelle.

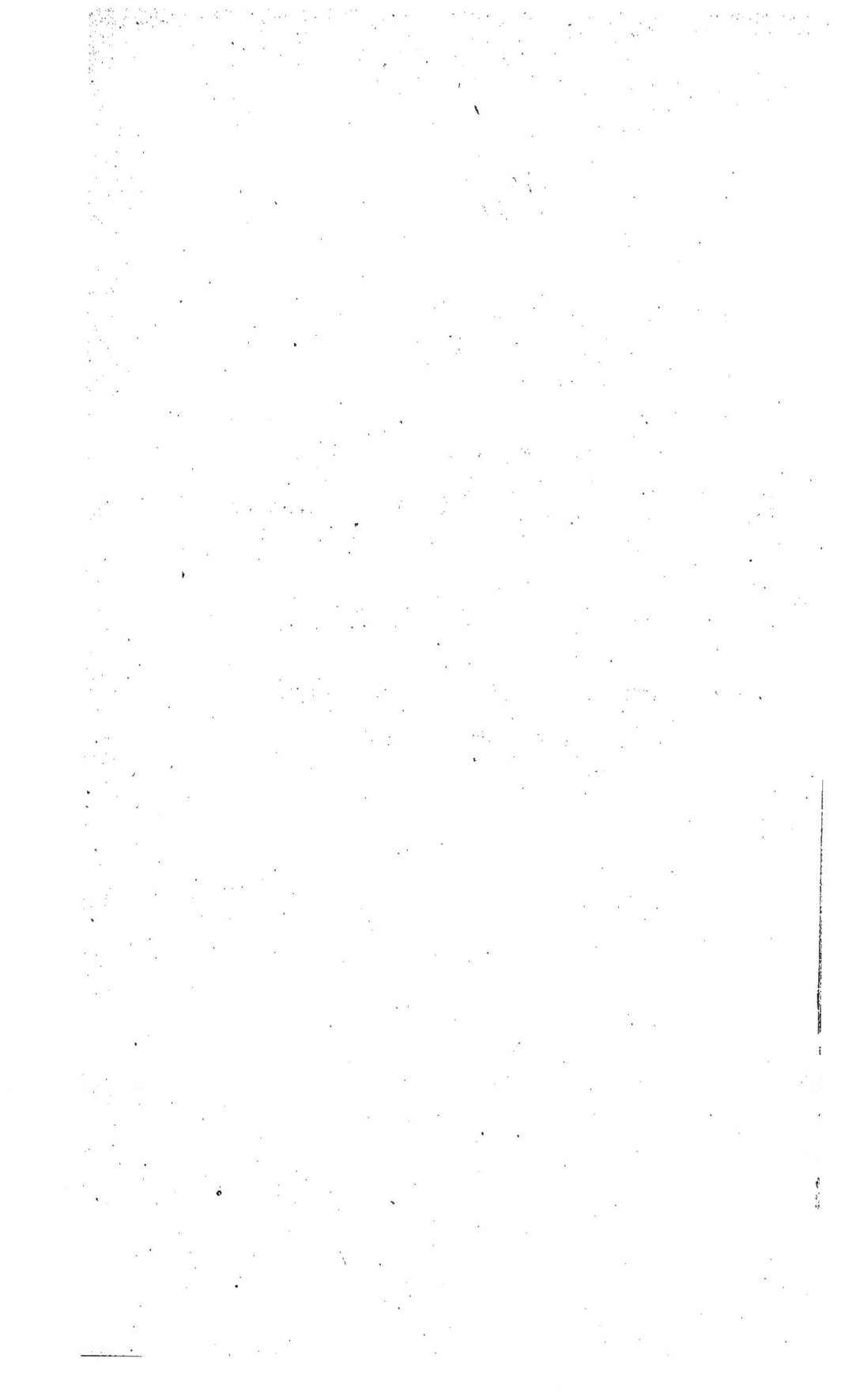

I

AVERTISSEMENT ET INTRODUCTION

—

Cette monographie vient continuer la série de mes publications sur les applications thérapeutiques des Eaux de Bagnoles-de-l'Orne. Elle constitue, sans contredit, l'un des chapitres les plus importants de la pratique Thermale près de ces Eeaux. Conçue comme ses aînées à un point de vue tout médical, cette étude est entièrement basée sur l'observation et l'expérimentation cliniques résultant de ma pratique personnelle.

Le médecin y trouvera, je l'espère, tous les éléments de conviction nécessaires pour résoudre, à l'avantage de son consultant, ce problème dont je me suis efforcé de bien mettre en lumière les différentes données : *un rhumatisant, un goutteux, ou un sujet atteint de gravelle étant donné, se trouve-t-il dans les conditions d'opportunité pathologique, diathésique ou constitutionnelle favorables à un utile emploi des Eaux Thermales de Bagnoles-de-l'Orne?*

Le malade trouvera aux conclusions des renseignements généraux dont il aura plus d'une fois sans doute l'occasion de faire son profit, en rectifiant les idées erronées ou les préjugés qu'il pourrait avoir conservés sur le mode d'appropriation de ces Eaux au traitement des affections rhumatismales, de la goutte ou de la gravelle. Mais, je tiens à le lui déclarer de suite, il ne trouvera point dans ce travail un volumineux recueil de faits thérapeutiques où il pourrait être tenté d'aller chercher son portrait. Ces compilations indigestes d'observations cliniques, dont le grand nombre ne saurait compenser la stérilité et dans lesquelles les expressions symptomatiques des maladies se trouvent pour l'ordinaire confusément rassemblées sans aucun examen critique, sont absolument dénuées de tout esprit scientifique. Sous le prétexte tout spécieux de pratique qui leur sert communément d'introduction, ces sortes d'écrits couvrent mal chez leurs auteurs un trop facile empirisme que l'étude incommode, si même elle ne les effraie pas. Aux Eaux comme ailleurs, on a grandement abusé de ce genre de publications médicales s'adressant aux malades eux-mêmes : je ne sache pas que la médecine y ait gagné en considération.

Ce n'est point du reste en entassant avec un enthousiasme mal éclairé une multitude d'exemples de guérisons au bénéfice d'une Source Minérale, qu'il est permis d'élever la prétention d'éclairer la pratique générale sur les différentes attributions thérapeutiques qui peuvent lui appartenir. Si l'observation commune et constante de chaque jour doit former le fond de tout écrit médical sérieux dont un lecteur compétent peut toujours, à l'aide de son expérience personnelle, contrôler lui-même la valeur dogmatique et pratique, il n'est pas moins vrai d'ajouter qu'un petit nombre de faits saillants, bien observés et sévèrement analysés, convient seul à en établir, d'une manière claire et précise, la partie démonstrative. En médecine aujourd'hui, il ne saurait suffire, même en se prévalant d'une longue et vaste expérience, d'énoncer dans une interminable série les résultats de sa pratique personnelle et de déclarer avec autorité : « *Voilà ce que j'ai vu.* » Il faut encore et de plus montrer et prouver que l'on a bien vu et que l'on a tout vu de ce qu'il fallait voir. Le malade, atteint d'une maladie chronique ou constitutionnelle, offre en effet, dans les dérangements fonctionnels extrêmement multipliés et complexes dont il présente presque toujours le tableau, tout un ensemble de phénomènes anormaux sur l'origine, les causes occasionnelles et le mode de succession desquels les appréciations peuvent souvent s'égarer et varier dans les plus extrêmes limites, suivant le point de vue doctrinal d'après lequel on veut les envisager.

Il est donc d'une indispensable nécessité, dans toute étude de pratique thermale, d'esquisser au moins dans ses principaux traits, sinon dans tous ses détails, l'origine, le mode de développement et de succession, la pathogénie en un mot, des états morbides pour lesquels on cherche à déterminer les qualités thérapeutiques d'une Source Minérale, si l'on veut donner au praticien qui exerce loin de cette Source, une connaissance complète, exacte et précise des propriétés curatives que l'on s'est proposé de mettre en lumière.

Depuis neuf ans que j'occupe le poste Thermal de Bagnoles et que je m'applique sans relâche à tracer d'une manière plus précise et plus exacte le cercle des attributions thérapeutiques propres aux Eaux de cette station dans le traitement des maladies chroniques et constitutionnelles, j'ai toujours eu soin, dans les différentes études que j'ai entreprises à ce point de vue et dont plusieurs ont été livrées à la publicité, de suivre scrupuleusement cette voie féconde dans laquelle j'ai rencontré d'ailleurs les encouragements les plus flatteurs. Je n'ai donc eu garde de m'en écarter dans ce Mémoire où je montre toutes les applications si utiles que l'on peut faire des Eaux Thermales de Bagnoles dans le traitement de la plupart des affections rhumatismales, et dans certaines conditions plus restreintes, de la goutte et de la gravelle elle-même. L'heureuse influence de ces Eaux dans ces cas forme assurément, comme on pourra s'en convaincre par la lecture de mon travail, l'un des côtés les plus saillants de l'ensemble des actions thérapeutiques spéciales dont elles sont douées. A ce point de vue seul, les Eaux Thermales de Bagnoles sont appelées à rendre les plus grands services dans cette vaste contrée froide et humide de la Normandie et de l'Ouest de la France, si féconde, ainsi que le fait avec raison remarquer l'éminent auteur du Rapport qui va suivre, en rhumatismes de toutes sortes et éloignée de tout autre établissement thermal.

Il était donc d'une utilité toute particulière de mieux faire connaître les précieuses ressources thérapeutiques qu'offrent aux nombreux rhumatisants du pays de Bagnoles et des contrées voisines, les Eaux de cette belle Station Thermale, en indiquant avec une égale netteté les résultats qu'elles ne sauraient leur procurer. Tel est surtout le but que je me suis proposé dans cette étude. Me sera-t-il donné de l'atteindre complétement?.... Je n'oserais l'espérer.... Il en est en effet des moyens de guérison de nos maladies comme de toute autre chose, on a coutume d'aller bien loin à leur recherche, alors même qu'on les possède plus près de soi. Et comme il y a deux siècles, la belle et spirituelle Mme de Sévigné pourrait encore aujourd'hui, en parlant des Eaux Minérales, écrire avec une entière exactitude : « *L'un va à Vals parce qu'il est à Paris, l'autre va à Forges parce qu'il est à Vals; tant il est vrai que jusquà ces bonnes fontaines, nul n'est prophète dans son pays.* »

Bagnoles, le 2 juin 1868.

II

RAPPORT DE M. LE DOCTEUR PIDOUX

—

Extrait des *Bulletins de la Société d'hydrologie médicale de Paris* (séance du 16 mars 1868).

—

Rapport au nom d'une Commission composée de MM. de LAURÈS, GRIMAUD, TILLOT, MOUTARD-MARTIN et PIDOUX, rapporteur, sur un mémoire de M. le docteur BIGNON, intitulé : *Des Eaux Thermales de Bagnoles-de-l'Orne dans le traitement des affections rhumatismales de la goutte et de la gravelle.*

❧

Les Thermes de Bagnoles-de-l'Orne, appartiennent à cette classe d'Eaux médicinales qui ne sont pas franchement minéralisées et qui conviennent à un grand nombre de maladies dont le caractère est aussi de ne se montrer ni bien franches, ni bien simples.

Les Eaux dans lesquelles domine un principe minéralisateur saillant et énergique, telles que les chlorurées sodiques, les sulfurées, les ferruginées, les bicarbonatées fortes, etc., sont, au contraire, généralement indiquées dans les maladies franches et assez faciles à désigner par un seul mot.

La thérapeutique des maladies chroniques par les Eaux médicinales naturelles serait bien incomplète et bien privée, si l'hydrologie médicale ne pouvait pas offrir aux maladies mixtes, plus ou moins vagues, à ces affections pour la désignation desquelles on ne trouve jamais un mot clair et unique, des Eaux mixtes aussi et faiblement minéralisées.

Ces Eaux sont généralement assez chaudes, toni-sédatives, incapables d'une action franchement spécialisée ou localisée, et dès lors, elles sont bien plus faites pour agir sur l'ensemble et rétablir l'harmonie entre les divers systèmes organiques, que pour modifier particulièrement telle ou telle maladie capitale.

Les affections rhumatismales de forme erratique ou névralgique, chez les sujets plus ou moins hypochondriaques, d'une sanguification peu active, à fonctions utérines et digestives irrégulières et débilitées, fournissent la clientèle principale de ces sortes d'Eaux.

D'après M. le docteur Bignon, médecin inspecteur des Eaux de Bagnoles-de-l'Orne, il faudrait ajouter à cette classe de sujets plus ou moins diathésiques, comme on dit, et auxquels s'appliquent les Eaux qu'il dirige, d'autres individus qui sont simplement affectés de névralgies et de paralysies rhumatismales accidentelles. On peut faire remarquer, quant à ces dernières affections, que toutes les Eaux Minérales qui jouissent d'une température propre assez haute, et qui pardessus cela, sont un peu chlorurées et sulfurées, obtiennent les mêmes résultats; et que ces résultats, dans les névralgies ou paralysies rhumatismales accidentelles, on les obtient parfaitement, même à Paris, avec des Eaux sulfureuses ou salines artificielles, administrées en douches un peu fortes et à une température de 40 à 45 degrés centigrades.

Mais je reconnais volontiers que ce traitement hydro-minéral factice est insuffisant lorsqu'il s'agit de cette autre catégorie d'affections rhumatismales et rhumatoïdes caractérisées par l'auteur de la manière suivante :

« Leur influence (l'influence des Eaux de Bagnoles), est souvent très-effective dans le rhumatisme diathésique, surtout dans les formes torpides et atoniques, chez les sujets obèses, lymphatiques ou débilités. A ce même titre et dans ces conditions, elles sont évidemment favorables dans les différentes rhumatalgies diathésiques, liées à l'herpétisme, à la scrofule ou à la syphilis. »

Je reconnais aussi le cachet thérapeutique de ces Eaux et de leurs analogues, quand M. Bignon nous dit « que sans attaquer en elle-même la diathèse goutteuse, elles sont utiles comme reconstituantes chez les podagres énervés et appauvris par la goutte, et pour préparer ces sortes de malades à éprouver les bienfaits des médications plus spécialement anti-goutteuses; » qu'enfin les Eaux de Bagnoles-de-l'Orne « sont spécialement applicables aux troubles digestifs atoniques qui accompagnent fréquemment le rhumatisme diathésique, la goutte et la gravelle. »

J'ouvre ici une paranthèse pour dire que je n'oserais jamais conseiller des eaux spécialement anti-goutteuses, c'est-à-dire des eaux franchement alcalines, sodiques surtout, aux goutteux appauvris et cachectiques, quand même ils auraient été préalablement reconstitués par les Eaux de Bagnoles, parceque je crois que ces goutteux qui se cachectisent si facilement ont généralement besoin de temps en temps d'une dose modérée de goutte franche.

M. le docteur Bignon a donné à ces propositions sages et modestes l'appui de dix observations précises et circonstanciées. Ces faits sont exposés avec tout le soin et toutes les garanties de savoir clinique désirables; et les conclusions du mémoire ne renferment rien qu'on ne puisse déduire légitimement de ces dix observations.

Je dois ajouter, qu'ayant pour mon compte des rapports intimes avec des praticiens distingués d'Alençon, qui est la ville importante la plus rapprochée de Bagnoles-de-l'Orne, je leur ai souvent entendu affirmer des résultats semblables obtenus par les malades à qui ils avaient conseillé les Eaux de Bagnoles. Ces Thermes sont donc précieux dans une contrée froide et humide, féconde par conséquent en rhumatismes de toutes sortes, et d'autant plus précieux, que cette contrée à rhumatismes est éloignée de nos Sources Thermales les plus renommées.

On ne saurait donc proclamer trop haut, dans cette Normandie, si belle et si vaste, mais un peu déshéritée du côté des ressources hydro-minérales, l'efficacité anti-rhumatismale et les bienfaits des Eaux de Bagnoles-de-l'Orne; et il est juste de remercier M. le docteur Bignon des efforts qu'il fait pour bien spécifier l'action curative de ces Eaux.

Partout où il y a beaucoup d'affections arthritiques, on est sûr de rencontrer beaucoup d'herpétisme, de dyspepsies et de névroses sous toutes les formes. Les Eaux de Bagnoles-de-l'Orne embrassent ainsi dans leur sphère d'action un grand nombre d'affections d'origine commune, qu'elles peuvent modifier heureusement, aussi bien dans leur principe que dans leurs manifestations multiples plus ou moins dégénérées.

C'est pourquoi, je vous propose, Messieurs, de vouloir bien réserver à M. le docteur Bignon à cause du très-estimable travail, dont je viens de vous présenter une idée sommaire mais exacte, le titre de membre correspondant de la Société [d'hydrologie médicale de Paris.

III

CONSIDÉRATIONS PRÉLIMINAIRES

———

Toutes les Eaux Minérales, on l'a dit avec raison peuvent être utilement appliquées au traitement des maladies rhumatismales. Sous ce rapport en effet, la thermalité semble imprimer à l'ensemble des Eaux Minérales qui la possèdent une sorte de caractéristique curative commune et analogue, si on la considère d'une manière générale, d'où résulte pour chacune d'elles une appropriation thérapeutique plus ou moins formelle et plus ou moins étendue et spéciale aux nombreux états pathologiques qui rentrent dans ce genre d'affections. Il n'y a pourtant, dans cette ressemblance des propriétés dynamiques afférentes aux Eaux Thermales, considérées à ce point de vue, qu'un simple rapprochement.

Le degré si variable de la thermalité, la diversité non moins grande de la minéralisation, joints aux conditions particulières que créent pour chaque Source la situation géologique et climatérique qui lui est propre, établissent des différences aussi nombreuses qu'importantes dont la simple considération suffirait seule à faire admettre à *priori*, si l'observation clinique n'était venue depuis longtemps démontrer ce fait d'une manière évidente, qu'il ne peut exister une identité absolue et générale dans l'action physiologique et les effets thérapeutiques des différentes Eaux Thermales appliquées au traitement des maladies d'origine rhumatismale.

Outre ces différences inhérentes aux qualités intimes ou accessoires des Eaux Thermales elles-mêmes sous le rapport de la thérapeutique hydro-minérale des affections rhumatismales, ces affections présentent entre elles à leur tour la plus

grande divergence de forme, une extrême mobilité de caractères. Cette grande diversité d'aspects d'un même état pathologique tient certainement moins à la maladie elle-même
qu'aux malades qui en sont atteints et trouve sa double cause
dans le tempérament et l'impressionnabilité propres à chacun
d'eux. On sait en effet combien est variable chez tous les sujets
cette impressionnabilité si mobile, produit complexe elle-même
de l'état constitutionnel et maladif dont ils sont tributaires ;
quant au tempérament, il offre, pour ainsi dire, sous les différents types qui en ont été admis presque autant de nuances et
de modalités particulières que d'individus. Non seulement, il
est nécessaireque la Source Thermale dont on fait choix, et ce
choix très-délicat demande toujours la plus grande attention,
soit bien appropriée à toutes ces circonstances si diverses, il
faut encore que le traitement thermal lui-même dans ses moyens
d'action soit parfaitement adapté à tous ces états dissemblables,
sous peine d'impuissance dans ses effets. Ces vérités, si bien
comprises, si bien établies par les savants médecins placés à la
tête de l'hydrologie médicale, n'ont peut-être pas suffisamment fixé l'attention des praticiens en général et sont tout-à-
fait méconnues par cette foule de malades qui, enchantés de
pouvoir faire de la médecine thermale à leur guise, viennent
chaque année, sans conseils et sans guides compétents, chercher dans nos Thermes de durs et tristes mécomptes à la place
d'une guérison qu'ils avaient trop facilement espérée.

D'un autre côté, il faut bien le reconnaître, on a signalé
vaguement pour beaucoup d'Eaux Thermales dans les traités
généraux d'hydrologie les qualités thérapeutiques anti-rhumatismales qui peuvent leur appartenir. Plus le nombre des
Sources Minérales qui revendiquent des propriétés effectives
dans le traitement des manifestations morbides de nature rhumatique est grand, plus il est indispensable, à mon sens, de
fixer d'une manière rigoureuse la pratique médicale sur les
attributions curatives propres à chacune d'elles, plus il in-
combe aux médecins placés à la tête des différents Etablisse-
ments Thermaux la nécessité, j'allais dire le devoir, de faire

connaître d'une manière précise et scrupuleusement exacte, exempte de toute partialité comme de toute complaisance, les propriétés thérapeutiques spéciales ou communes sur lesquelles peut compter la pratique générale pour la cure des nombreux états pathologiques de nature rhumatismale.

Tel est le but que je me propose dans ce travail relativement aux applications importantes que comportent sous ce rapport les Eaux Thermales de Bagnoles-de-l'Orne.

IV

Quelques mots sur la pathogénie des affections rhumatismales de la goutte et de la gravelle, principalement au point de vue de la thérapeutique hydro-minérale de ces affections.

Il est bien évident qu'une étude du genre de celle que j'entreprends ici doit rester essentiellement pratique et aboutir sans longue digression aux enseignements de thérapeutique hydrologique qui en font l'objet. Je m'abstiendrai donc d'entrer profondément dans la discussion des hautes questions de pathogénie si intéressantes d'ailleurs, qui appartiennent à l'histoire complète du rhumatisme, de la goutte et de la gravelle. Ces questions, dans l'état actuel de la science, sont encore, il faut bien le reconnaître, totalement insolubles malgré les nombreux et très-importants travaux dont elles ont été l'objet dans ces derniers temps. Mais s'ils n'ont pu, sous le rapport de la détermination exacte de l'essence même de ces maladies, aboutir à aucune donnée positive; ces travaux ne sont pourtant pas demeurés stériles. Grâce en effet aux recherches les plus multipliées et les plus diverses tendant à prouver ici, la nature identique, l'unicité de l'élément morbide d'où procèdent tout à la fois le rhumatisme diathésique, la goutte et la gravelle, là au contraire la multiplicité des causes intimes qui président à ces grandes diathèses, il résulte aujourd'hui ce fait considérable presque certainement acquis à la science, que c'est dans des troubles particuliers de la nutrition et de l'assimilation qu'il faudra principalement aller rechercher désormais l'étiologie directe de ces graves et fréquentes affections. Il semble aussi plus complétement évident, sinon à peu près démontré, que des dissemblances radicales séparent les maladies rhumatiques, goutteuses et uriques et qu'elles ne présentent entre elles aucune autre analogie que celle qui peut résulter : soit de leur fréquente et facile transformation chez un même malade ; soit de leur fréquente et facile substitution par voie d'hérédité chez les descendants, ce que l'on observe plus communément encore.

Il n'entre pas davantage dans le cadre que je me suis tracé de faire la description de la nombreuse série des états morbides qui peuvent tenir à la diathèse urique ou procéder de l'élément rhumatismal. Cette revue n'est point essentielle à mon sujet et comporte d'ailleurs, aussi bien en ce qui concerne les affections rhumatismales que les affections goutteuses et uriques, deux écueils bien difficiles à éviter ; celui d'être incomplet en rejetant une forme admise par quelques-uns, celui d'être inexact en introduisant certaine autre dont l'existence peut paraître contestable ; car c'est peut être à peine, si dans l'histoire du rhumatisme chronique, de la goutte et de la gravelle, ne sont pas encore aujourd'hui confondues et rapprochées certaines maladies très-distinctes.

Il m'est cependant indispensable d'exposer brièvement les différents états pathologiques appartenant à ces trois grandes diathèses dans lesquels se révèlent d'une manière formelle les vertus thérapeutiques des Eaux de Bagnoles. J'ajoute de suite, et par anticipation, que ce n'est que dans des circonstances tout-à-fait restreintes, et d'une façon très-secondaire, qu'elles trouvent leur application rationnelle dans la goutte et dans la gravelle.

Au point de vue de la thérapeutique thermale, le rhumatisme chronique, envisagé de la manière la plus générale, quelqu'en puisse être d'ailleurs la variété, musculaire, articulaire, gommeuse ou goutteuse ; soit qu'il revête la forme de la névralgie, soit qu'ailleurs il affecte celle de la paralysie, le rhumatisme chronique, ai-je dit, se montre sous deux états essentiellement différents : à l'état accidentel ou à l'état dia-thésique. Cette distinction me paraît capitale ; elle comporte, sous le double rapport du pronostic et du traitement une importance considérable sur laquelle je reviendrai plus loin. Une distance immense sépare les manifestations rhumatismales, suivant qu'elles se présentent avec l'un ou l'autre de ces deux caractères primordiaux, inscrits pour ainsi dire dans la nature et dont un examen attentif permet de découvrir les points de démarcation dans le processus morbide lui-même des maladies rhumatiques. L'observation journalière des faits montre en effet, que si les expressions symptomatiques du rhumatisme accidentel peuvent avoir indistinctement pour siège tantôt les muscles et les articulations, tantôt le système nerveux central ou périphérique, elles s'adressent néanmoins beaucoup plus souvent à ce dernier et prennent ainsi, avec une fréquence très-marquée, la forme névralgique ou paraly-tique. Le tissu musculaire et les articulations sont au contraire le siège de prédilection de la diathèse rhumatismale dont les formes si variées du rhumatisme articulaire constituent, on le sait, les manifestations symptomatiques les plus habituelles. Au rhumatisme musculaire reviennent ces douleurs vagues, erratiques, ces rhumatalgies, ici très-fugaces mais à retours si multipliés, ailleurs presque continues que l'on observe si communément dans la gravelle et l'obésité, l'herpétisme, la scrofule et la syphilis, tous états qui sont la plus haute expression d'un vice diathésique de l'organisme.

Le froid et l'humidité sont, ainsi que tout le monde le reconnaît, la porte d'entrée du rhumatisme. Chez les sujets prédisposés, la première atteinte effective de ces causes occa-sionnelles développe de suite une aptitude permanente, intime et définitive au retour des manifestations rhumatiques sous l'influence des circonstances favorables les plus légères. Chez les sujets non entachés au contraire de cette tendance morbide toute spéciale, l'affection rhumatismale, engendrée par ces

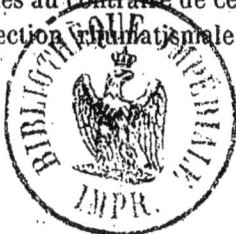

2

mêmes causes, ne constitue qu'une maladie accidentelle plus ou moins éphémère et analogue à beaucoup d'autres états pathologiques. La guérison peut en être plus ou moins prompte et facile; mais une fois obtenue, elle demeure absolue, radicale et ne laisse après elle aucune imminence morbide spéciale, aucune autre prédisposition que celle qui résulte, dans tous les cas et chez tous les malades, des maladies antérieurement éprouvées.

Conformes à l'interprétation physiologique des faits, ces considérations trouvent leur complète justification dans les enseignements qui découlent de l'expérience clinique. On voit en effet que les manifestations rhumatismales accidentelles, principalement dans les formes névralgiques et paralytiques, contrairement à celles qui se lient à l'état diathésique, se montrent dans l'immense majorité des cas beaucoup moins réfractaires aux agents thérapeutiques. Les premières, ainsi que je l'ai déjà signalé dans une autre publication, guérissent assez souvent d'une manière complète et définitive, les secondes, presque toujours, ne sont qu'atténuées dans leurs effets; aussi est-ce une vérité universellement reconnue, que pour le rhumatisant diathésique, la guérison n'est jamais que transitoire et le traitement hydro-thermal le plus heureux, qu'un palliatif (1). Je ne m'étendrai pas plus longuement sur ces considérations : ce qui précède montre suffisamment, sans qu'il me soit nécessaire d'insister davantage, qu'elles ne reposent pas arbitrairement sur des données de pure spéculation doctrinale, mais qu'elles sont bien au contraire essentiellement pratiques et que c'est tout d'abord à leur examen très-attentif, qu'en présence d'un malade rhumatisant, le médecin doit appliquer toute sa perspicacité, sous peine des plus graves méprises sous le rapport du pronostic et du traitement.

(1) *De la valeur thérapeutique des Eaux de Bagnoles-de-l'Orne,* etc., etc. — Paris, 1865, page 41.

V

Appropriation thérapeutique des Eaux Thermales de Ba-
gnoles aux maladies rhumatismales, à la goutte et à
la gravelle.

Les Eaux de Bagnoles offrent, d'une manière générale, dans
l'ensemble des maladies rhumatismales soit accidentelles soit
diathésiques, une médication presque constamment opportune
et favorable. Plus particulièrement effectives dans les diverses
manifestations rhumatiques du premier genre, leurs propriétés
curatives s'y montrent avec des caractères non équivoques
d'une véritable spécialisation thérapeutique, principalement
dans celles de ces manifestations qui revêtent la forme névralgique et paralytique.

Moins prononcée sans doute dans les nombreux états rhu-
matismaux diathésiques, l'influence thérapeutique de ces Eaux
y apparaît encore très-formelle et très-caractérisée, surtout
chez les sujets qui joignent au vice rhumatismal une constitution obèse, molle et lymphatique; chez lesquels les membres
affectés présentent à divers degrés, soit de l'empâtement et
de l'engorgement durs, soit de la tuméfaction œdémateuse,
chez lesquels, en un mot, l'ensemble de l'état général offre le
type de la torpeur, de l'atonie organique et fonctionnelle.
Dans quelques-uns de ces cas, les Eaux Thermales de Bagnoles
agissent peut-être autant par leurs propriétés toniques et re-
constitutantes que par les propriétes anti-rhumatismales qui
leur sont propres. C'est ainsi que sans posséder aucune action
effective dans la goutte et dans la gravelle, aucun pouvoir
curatif directement approprié à la diathèse urique, elles n'en
constituent pas moins une médication utile et éminemment
salutaire pour un certain nombre de malades atteints de la
goutte ou de la gravelle, chez lesquels une longue série d'accidents a fortement déprimé les forces, perverti les digestions
et la nutrition, et jeté ainsi toute l'économie dans une profonde et complète adynamie. Dans de telles circonstances, on

le conçoit, une médication reconstitutante est toujours la première, quelquefois même la seule indication utile à remplir. On sait combien, chez les rhumatisants et les goutteux, chez les sujets atteints de la gravelle ou souffrant de quelqu'une de ces nombreuses rhumatalgies diathésiques que j'ai énumérées plus haut, sont fréquents les troubles des fonctions digestives et assimilatrices. Ces altérations de la digestion, à quelque degré d'intensité qu'elles se montrent, affectent le plus ordinairement chez ces malades l'une des différentes formes de la dyspepsie atonique; dans ces conditions et à ce seul titre, les Eaux de Bagnoles leur sont particulièrement appropriées. Car, ainsi que je l'ai démontré dans une autre publication (1), c'est à la dyspepsie atonique essentielle ou symptomatique que s'adresse tout d'abord la spécialisation thérapeutique de ces Eaux.

Tels sont très-exactement déterminés les états pathologiques appartenant aux trois grandes diathèses arthritiques dans lesquelles les Eaux de Bagnoles peuvent trouver leur application rationnelle.

Quelques mots me suffiront maintenant à préciser les contre-indications.

Certains arthritiques présentent une constitution pléthorique active; d'autres, à une complexion sèche et maigre, joignent un tempérament éminemment excitable : les Eaux de Bagnoles, qui ne conviennent ni à l'éréthisme sanguin, ni à l'éréthisme nerveux, ne sont nullement applicables à ces deux catégories de malades. Mais elles sont surtout défavorables et absolument contre-indiquées dans le rhumatisme nerveux, principalement dans les cas les plus accentués où cette affection constitue une véritable névropathie articulaire, la plus douloureuse et la plus opiniâtre des névroses.

Ici se termine cette étude sommaire des principaux aspects, suivant lesquels se présentent à l'attention des praticiens, les

---

(1) *De l'action thérapeutique spéciale des Eaux de Bagnoles-de-l'Orne dans certaines formes de dyspepsies.* — Paris, 1866

maladies arthritiques, au double point de vue si important de leur évolution pathogénique et de leur traitement. Je vais actuellement établir sur des faits la partie démonstrative de ce Mémoire, en rapportant, à l'appui des appréciations qui précèdent, quelques observations particulières qui en établiront sur une base solide, je l'espère, la complète justification.

VI

OBSERVATIONS

1re OBSERVATION

Rhumatisme musculaire préfémoral datant de quatre mois.
— Guérison.

Mme H...., âgée de 35 ans, d'une constitution moyenne, d'un excellent tempérament nerveux sanguin artériel, habite la campagne, au voisinage d'une petite ville du Calvados, dans une position très-sèche et très-salubre. Elle vient à Bagnoles au mois de septembre 1863 pour des douleurs rhumatismales dont elle est tourmentée depuis le mois de mai précédent, et qui siègent uniquement dans toute la masse musculaire de la face antérieure de la cuisse gauche. Jamais cette dame n'avait ressenti la plus petite atteinte rhumatismale avant cette époque où elle fit un voyage à Paris. Elle s'y fatigua beaucoup par de longues courses à pied, se mit en sueur maintes et maintes fois et dut, m'assure-t-elle, dans ces circonstances, subir des refroidissements multipliés. De là l'origine certaine, évidente des douleurs rhumatismales pour lesquelles elle vient prendre les Eaux ; douleurs sourdes, presque permanentes, s'irradiant dans toute la longueur de la masse musculaire préfémorale et quelquefois assez vives pour gêner notablement la marche; en rendant très-pénibles les fonctions des muscles affectés, et principalement les mouvements d'extension de la jambe.

Après une cure de vingt jours par les Eaux de Bagnoles en bains et en douches fortes à une température moyenne,

Mme H.... partait complétement guérie. J'ai eu l'occasion de revoir cette dame, les années suivantes; son rhumatisme n'a jamais reparu.

2e OBSERVATION

Rhumatisme deltoïdien (côté gauche) datant de quatre mois. — Amélioration considérable après le traitement. — Guérison consécutive.

H.... (Alexandre), âgé de 32 ans, d'une constitution moyenne excellente, habite Alençon; son logement n'offre aucune humidité. Depuis quatre mois il souffre de douleurs sourdes dans l'épaule gauche, avec difficulté progressive dans les mouvements d'élévation du bras, qui sont très-bornés à son arrivée aux Eaux : son muscle deltoïde gauche est évidemment rhumatisé et en partie paralysé. Cet homme est forgeron, et comme tous les gens de son métier, il travaille fort peu couvert sous une température toujours très-élevée, ne prend aucune précaution lorsque, venant à interrompre son travail, il passe tout-à-coup dans un milieu atmosphérique d'une température toute opposée, traverse les cours ou les corridors de l'établissement où il travaille. Dans de telles conditions les refroidissements brusques sont très-fréquents et, sous leur influence, les rhumatismes musculaires ne le sont pas moins, principalement du côté des muscles qui sont le plus en activité pendant le travail et qui sont aussi le plus exposés à ces refroidissements, c'est-à-dire les muscles des membres supérieurs et des parois thoraciques. Ces sortes de rhumatismes entretenus et aggravés chaque jour par la répétition des causes qui les ont engendrés s'accompagnent fréquemment de la diminution de la contractilité musculaire, véritable état paralytique des muscles qui en sont atteints.

Après 25 jours de traitement par des bains et des douches fortes sur l'épaule, à la température de 35 à 40° centigrades, ce malade avait éprouvé une amélioration très-grande; sa guérison s'est complétée spontanément à la suite de ce traitement.

3e OBSERVATION

Rhumatisme articulaire chronique généralisé.—Amélioration.

B.... (François), journalier, âgé de 60 ans, d'une assez bonne constitution, est atteint de rhumatismes articulaires depuis plus de 15 ans. L'affection rhumatismale a été chronique d'emblée chez ce malade, que son travail quotidien expose continuellement soit au froid ou à l'humidité, soit aux changements brusques de température, les muscles étant en état d'activité et par conséquent plus ou moins échauffés ; toutes conditions extrêmement favorables à l'invasion du rhumatisme. Ce malade n'est ni obèse ni maigre, bien que ses muscles semblent présenter un léger commencement d'atrophie ; il n'offre aucune apparence lymphatique ; ses urines sont constamment normales, son appétit bon, ses digestions excellentes ; rien en un mot ne dénote chez lui un état diathésique, son affection rhumatismale doit être considérée comme tout-à-fait accidentelle. Cette affection s'est développée lentement, progressivement par les articulations des membres inférieurs et a insensiblement envahi toutes les grandes et moyennes jointures de la totalité du corps. De plus en plus fréquentes et rapprochées, ses atteintes reviennent aujourd'hui sous les influences contraires les plus légères. Sous ce dernier rapport, ce malade montre une fois de plus que la longue chronicité du rhumatisme accidentel le rapproche du rhumatisme diathésique. Raide, gêné dans toute sa démarche, cet homme est en outre considérablement incommodé de la jambe gauche, conséquence d'une fracture à quelques centimètres au-dessous du genou, consolidée dans une position vicieuse des fragments.

Traitement de 25 jours. Bains tempérés, douches générales en pluie. — Notable amélioration.

4e OBSERVATION

Diathèse rhumatique. — Sciatique rhumatismale gauche datant de huit mois. — Affaiblissement paralytique du membre affecté. — Guérison.

Mme N...., âgée de 42 ans, née dans le département de la Mayenne, habite les environs de Paris. C'est une femme d'une obésité considérable, d'une complexion très-lymphatique.

Depuis fort longtemps cette dame est sujette à des névralgies faciales rhumatismales qui reviennent principalement par les temps froids et humides. Il y a neuf ans, elle a éprouvé une première atteinte de sciatique à droite, qui a cédé promptement à des frictions narcotiques d'abord, puis stimulantes et à quelques bains sulfureux.

Depuis quelque temps la menstruation anormalement abondante constitue une véritable perte mensuelle qui s'est promptement accompagnée d'une notable diminution de l'appétit, de lenteur et de difficultés des digestions, et finalement, sous cette triple et funeste influence, d'une dépression progressive des forces. C'est au milieu de ces mauvaises conditions générales qu'est survenue, il y a huit mois, mais à gauche cette fois, une nouvelle atteinte de sciatique rhumatismale. Les moyens employés la première fois ayant complétement échoué contre cette seconde attaque, Mme N... arrive aux Eaux de Bagnoles, le 10 juillet 1863, dans l'état suivant : les douleurs dans le trajet du nerf sciatique gauche sont presque continues; elles s'exaspèrent beaucoup pendant les nuits et causent une complète insomnie. La malade ne peut faire que quelques pas avec l'appui d'un bras; il faut de l'hôtel tout voisin de l'Etablissement Thermal qu'elle habite, la mener au bain en voiture. La contractilité musculaire est manifestement amoindrie dans le membre rhumatisé; car, durant les rares et courts instants pendant lesquels les douleurs viennent à cesser, les mouvements volontaires restent néanmoins faibles, languissants et fort peu étendus. Les digestions sont fort mauvaises, l'appétit presque nul.

TRAITEMENT THERMAL. — Un bain d'une heure chaque jour à 35° centigrades; trois verres d'Eau Thermale avant les repas; Eau Thermale aux repas, rougie au vin de Bordeaux. Dès les premiers jours, ce traitement occasionne une diarrhée séreuse très-abondante; en même temps les douleurs s'exaspèrent progressivement et deviennent tellement violentes le huitième jour que la malade, désespérée veut quitter Bagnoles. Je parviens à la rassurer et à la décider à continuer sa cure, confiant dans les résultats que l'on devait attendre de cette excitation physiologique provoquée par les Eaux. En effet cette crise douloureuse diminue vers le dixième jour; la diarrhée cesse, l'appétit renaît graduellement, les digestions deviennent bonnes : puis bientôt les douleurs cèdent à leur tour, la marche, d'abord difficile avec l'aide d'un bras, se fait avec le simple appui d'une canne et au bout de vingt-cinq jours cette dame se trouve complètement guérie, ne souffrant plus du tout, marchant et montant les escaliers comme par le passé.

5e OBSERVATION

Paralysie générale rhumatismale, suite d'un rhumatisme spinal. — Guérison.

Jean-François V...., domestique à Alençon, âgé de 47 ans, entre à Bagnoles le 10 juin 1863. Cet homme, d'une constitution moyenne, d'une complexion molle très-lymphatique, présente une certaine obésité. Jamais il n'a eu de douleurs rhumatismales avant le 16 mars dernier. Ce jour-là, après s'être beaucoup échauffé à frotter des parquets, il fut pris brusquement d'un état douloureux aigu, avec violente réaction fébrile, de presque toutes les jointures et principalement des articulations vertébrales dans toute la longueur du rachis. Au bout de cinq à six jours de durée de cette poly-arthrite rhumatismale, l'inflammation rhumatique s'étant étendue jusqu'aux enveloppes médullaires, survint ce signe évident d'une méningite spinale rhumatismale; la résolution complète des membres theraciques et pelviens. Ces accidents graves furent combattus par un traitement anti-phlogistique énergique; l'état aigu et douloureux céda assez promptement, mais la paralysie générale demeura complète. C'est alors que furent mis en usage des purgatifs répétés, des frictions diverses, des bains de vapeur et des bains sulfureux; le tout inutilement.

A son arrivée à Bagnoles l'état paralytique est à peu près le même. Le malade reste constamment au lit; et dans cette position, il peut bien imprimer quelques faibles mouvements de totalité à ses membres inférieurs, mais il lui est impossible de faire un seul pas. De même il peut imprimer à ses membres thoraciques quelques mouvements saccadés de totalité, mais il lui est impossible de saisir aucun objet avec les doigts; la sensibilité n'est nullement amoindrie dans les membres paralysés. L'appétit est assez bien conservé, les digestions sont lentes et pénibles; la défécation ne se fait qu'à l'aide d'un lavement chaque jour. Cette paresse stomacale et intestinale me paraît être bien plutôt la conséquence de l'immobilité au lit que l'effet de l'extension aux viscères de l'état paralytique des extrémités, l'émission des urines s'exécutant parfaitement bien.

Traitement Thermal de 25 jours. — Chaque jour un bain tempéré de une heure à une heure et demie; deux verres d'Eau Thermale avant les repas; Eau Ferrugineuse rougie au vin de Bordeaux, pour boisson aux repas, en raison de la constitution lymphatique du sujet. Ce traitement est suivi d'une très-notable amélioration. Le malade peut se tenir debout quelques instants et faire quelques pas à l'aide d'un bras; ses membres inférieurs exécutent des mouvements de totalité plus étendus, plus réguliers, plus volontaires, si l'on peut ainsi dire; il lui devient possible d'exercer avec les doigts une légère constriction. Il éprouve fréquemment dans les membres perclus des douleurs avec contractures, sortes de secousses convulsives et pour ainsi dire tétaniques.

Après un repos de trois semaines, ce malade revient suivre un second traitement thermal de 25 jours. Un changement considérable s'est produit depuis sa sortie; il marche trèspéniblement et très-lentement, il est vrai, avec l'aide de deux béquilles, mais assez bien néanmoins pour n'avoir plus besoin de se faire porter au bain, où il peut se rendre lui-même.

A la fin de cette seconde cure l'amélioration est prodigieuse; l'appui d'une simple canne suffit au malade pour marcher; ses membres supérieurs ne manquent pour ainsi dire plus que de forces. La guérison s'est complétée consécutivement; cet homme a pu dans le courant de l'hiver se livrer à un travail modéré. Il revient aux Eaux l'année suivante consolider sa guérison, ses membres inférieurs seuls conservent encore une certaine faiblesse relative; sous l'influence de ce dernier traitement thermal, cette guérison s'est totalement affermie. J'ai appris depuis que cet homme qui demeure aujourd'hui à Argentan avec sa mère se porte parfaitement bien.

6e OBSERVATION

Paralysie générale incomplète suite d'une méningite cervicale rhumatismale. — Guérison.

G..... François, tailleur de pierres, est un homme d'une constitution un peu au-dessus de la moyenne, d'une bonne complexion. Sa profession l'expose chaque jour aux intempéries de l'air, aux alternatives brusques de froid, de chaleur et d'humidité. Il y a onze mois, il fut pris, pour la première fois, d'un rhumatisme deltoïdien à droite, qui s'étendit rapidement au cou, où il prit de suite la forme d'un torticolis osseux, lequel envahit bientôt aussi les méninges cervicales et s'accompagna de la résolution incomplète de tous les membres, moins prononcée toutefois aux membres thoraciques. Les accidents inflammatoires de la colonne cervicale cédèrent à un traitement anti-phlogistique énergiquement employé; mais l'affaiblissement musculaire, si ce n'est aux membres supérieurs, ne diminua que fort peu sous l'influence des divers moyens (purgatifs, frictions, bains), qui furent employés consécutivement.

A son arrivée aux Eaux, le 11 juin 1863, le malade présente

encore une tuméfaction très-prononcée de toute la région
cervicale postérieure du rachis, qui conserve une extrême
rigidité; les mouvements de rotation de la tête ne peuvent se
faire que dans des limites très-bornées et avec beaucoup d'efforts. La contractilité musculaire dans les membres thoraciques s'est assez bien rétablie pour permettre à ce moment de
considérer la situation de ce malade comme se réduisant à
une paraplégie incomplète; la sensibilité n'est pas atteinte et
ne semble pas l'avoir été davantage au début des accidents.

Après 25 jours de traitement aux Eaux par des bains tempérés et des douches fortes en pluie et en jet sur la région
cervicale postérieure, ce malade a recouvré toute son énergie
musculaire; les mouvements de totalité du cou et de rotation
de la tête, sensiblement limités encore, s'exécutent néanmoins
avec beaucoup plus de facilité; et tout fait espérer qu'ils
reprendront plus ou moins prochainement leur étendue
normale.

Ce malade qui était à Bagnoles aux frais du département
n'y est pas revenu, preuve évidente que sa guérison a été
complète et définitive.

7e OBSERVATION

*Profonde diathèse urique : goutte et gravelle. — Sciatique et
lombalgie symptomatiques. — Dyspepsie atonique. — Amélioration considérable sous le rapport de l'état douloureux
et des troubles digestifs.*

M. M....., négociant, âgé de 55 ans, grand, fort, vigou-
reux même, mais d'un tempérament lymphatique, présente
une certaine obésité. Il y a bien longtemps, plus de vingt ans,
me dit-il, qu'il a commencé à éprouver du côté des petites
articulations des pieds et des mains les premières manifestations goutteuses dont les récidives multipliées ont laissé sur
ces jointures des traces irrécusables. Presqu'en même temps
s'est développée une gravelle urique à progrès rapides qui
s'est elle-même accompagnée, dès le début, de phénomènes

dyspeptiques très-prononcés. Ces troubles digestifs, qu'il est si commun de voir évoluer parallèlement avec la diathèse urique, ont été seuls l'objet de la médication qui, en dehors de quelques bains sulfureux et alcalins, lui a été constamment et uniquement conseillée : l'usage fréquemment répété de l'Eau de St-Galmier en boisson aux repas. Egalement grand mangeur et bon buveur, ce malade éprouve après les repas des éructations sans nombre avec congestion de la face, bourdonnements d'oreilles, gêne de la respiration et sensation d'une douleur gravative à l'estomac. Ces manifestations d'une digestion fort pénible ne sont pas cependant d'une longue durée ; elles ne se prolongent guère au delà de la première heure de digestion stomacale. Il semble qu'après ce laborieux effort pour accomplir la première phase plus difficile de la digestion, l'appareil digestif recouvre l'intégrité de son activité fonctionnelle pour la mener à fin.

Depuis un certain temps déjà, M. M..... éprouve des douleurs lombaires et sciatiques à droite, qui ont beaucoup augmenté d'intensité dans ces derniers temps ; ce sont surtout ces douleurs qui l'amènent aux Eaux de Bagnoles au mois de juillet 1863. Tout mouvement un peu prononcé de flexion du corps, même en avant pour se baisser, lui est impossible ; il ne peut même s'asseoir sur une chaise ordinaire, il lui faut un siège très-élevé qui, tout en lui donnant un point d'appui suffisant pour se mettre au repos, lui permette de placer son membre inférieur droit dans une position presque verticale. Les urines contiennent une énorme quantité de sable rouge d'acide urique ; à diverses reprises des graviers d'un certain volume ont été expulsés et ont occasionné de légères hématuries, s'accompagnant d'un état catharral de la vessie, passager d'abord, aujourd'hui permanent. Pendant un séjour de trois semaines aux Eaux, je fais prendre à M. M..... un bain d'une heure de durée chaque jour, à la température de 35° centigrades, fréquemment suivi d'une douche en pluie à la même température sur la région lombaire et sur le trajet du nerf sciatique droit. Je le mets à l'usage de l'Eau Thermale aux repas et avant les repas à la dose progressive de deux à cinq verres par jour et lui recommande un régime modéré. Le malade boit régulièrement cette Eau avant les repas, mais à table il s'en dispense le plus souvent.

Une amélioration considérable se produit sous l'influence de ce traitement : les douleurs diminuent progressivement d'intensité. Certains mouvements deviennent plus faciles, les digestions se font incomparablement mieux. Pendant les premiers jours une diurèse assez abondante s'établit durant laquelle les urines entraînent, sans occasionner de douleurs vives, une énorme quantité de graviers et de dépôts d'acide urique.

Ce malade revient à Bagnoles en 1864; l'amélioration signalée plus haut s'est assez bien soutenue pendant l'hiver, mais l'affection principale, la gravelle, n'en a pas moins fait de rapides progrès qui ont retenti de la manière la plus fâcheuse sur tout l'appareil de la sécrétion urinaire. Plusieurs hématuries très-abondantes ont eu lieu dans l'intervalle desquelles les urines n'ont presque plus cessé de contenir du sang mêlé à des graviers et à d'énormes dépôts uriques, ainsi qu'à une prodigieuse quantité de mucosités purulentes d'une odeur extrêmement fétide. Au milieu de tous ces désordres, l'état général s'est grandement affaissé.

M. M..... éprouve cette fois encore un certain bienfait des Eaux de Bagnoles; ses forces s'y réparent dans une certaine mesure, mais il est facile de prévoir, dès ce moment, que les graves lésions subies par l'appareil urinaire, lésions qui ne sauraient plus rétrocéder ni rester stationnaires, devront, dans un temps plus ou moins éloigné, amener chez ce malade la ruine totale de l'organisme et finalement la mort par le marasme, ce qui est arrivé l'année suivante.

8ᵉ OBSERVATION

*Rhumatalgie lombaire, symptomatique d'une gravelle urique.
— Dyspepsie atonique. — Amélioration sensible.*

Madame......, âgée de 43 ans, habite la campagne aux environs d'Alençon ; elle vient à Bagnoles au mois de juillet 1864. C'est une femme d'un tempérament très-lymphatique auquel s'ajoute une énorme obésité. Depuis trois ans environ, elle souffre de douleurs tantôt sourdes, tantôt vives et aiguës dans toute l'étendue de la région lombaire vers laquelle tous les mouvements du corps retentissent avec une plus ou moins grande souffrance. Ses digestions sont lentes, pénibles, accompagnées de congestion faciale, de gêne de la respiration, de pesanteurs à l'épigastre. Ces divers symptômes joints à la complexion de la malade m'indiquaient l'existence probable d'une diathèse goutteuse que l'état normal des articulations éloignait immédiatement, ou d'une diathèse urique que l'examen des urines, dans lesquelles je constatais la présence d'une assez notable quantité de poussière granuleuse, rouge briquetée d'acide urique, me révélait sans peine.

Je prescris à cette dame un bain de baignoire chaque jour d'une heure de durée, à la température de 35° centigrades, suivi d'une douche en pluie et en jet de cinq minutes à la même température ; l'Eau Thermale en boisson aux repas et avant les repas à la dose de trois verres par jour.

Exactement suivi pendant trois semaines, ce traitement produit une amélioration fort satisfaisante sous le rapport de l'état douloureux et de l'état dyspeptique de la malade, mais il n'amène du côté de l'affection urique aucune modification apparente.

9ᵉ OBSERVATION

Rhumatisme viscéral très-ancien. — Complexion sanguine
et franchement névropathique. — Très-faible améliora-
tion.

Madame ....., âgée de 62 ans, d'une complexion très-vigou-
reuse, sanguine, sèche et névropathique, habite Rueil; elle
vient à Bagnoles au mois d'août 1863.

Depuis un grand nombre d'années cette dame souffre de
rhumatalagies viscérales sourdes des organes abdominaux,
s'exaspérant en quelque sorte par crises et par accès, pendant les temps froids et humides. Sa santé générale ne paraît
pas néanmoins se ressentir visiblement de cet état rhumatique; son appétit est bon, ses digestions excellentes tant qu'elle
n'est pas tourmentée par des poussées douloureuses trop violentes. Je lui prescris pour chaque matin un bain prolongé
d'une heure à une heure et demie de durée, à la température
de 36° à 38° centigrades, fréquemment suivi d'une douche en
pluie de dix minutes, à la même température, sur les parois
abdominales; un exercice continu et des promenades à pied,
poussées jusqu'à la fatigue.

Après trois semaines de ce traitement, cette malade quitte les
Eaux n'ayant obtenu qu'une très-insignifiante amélioration;
les derniers bains semblent même avoir exalté d'une manière
défavorable la grande excitabilité nerveuse et sanguine dont
elle est tributaire.

10ᵉ OBSERVATION

Rhumatalgie articulaire erratique chez un sujet sanguin et
fortement névropathique. — Résultat nul.

M. F...., âgé de 54 ans, habite le Calvados; il vient à Bagnoles au mois de juin 1862. C'est un homme d'une constitution forte, d'un tempérament sec, sanguin-nerveux, d'une
excessive impressionnabilité. Vif, prompt, d'une égale activité

physique et intellectuelle, M. F.... présente le type le plus accentué de la constitution névropathique. Depuis fort long-temps il est atteint de douleurs rhumatismales articulaires. Ces douleurs, chroniques dès leur début, sont essentiellement ambulantes et erratiques, siégeant aujourd'hui dans un mem-bre, demain dans un autre; toujours très-vives, elles sont parfois déchirantes et d'une atroce intensité ; elles n'ont cependant amené du côté des articulations entreprises ni tuméfaction, ni déformation, ni même la plus petite modifica-tion apparente. Aucune des nombreuses médications auxquelles ce malade a eu recours n'a pu apporter un soulagement dura-ble aux souffrances qui le tourmentent et qu'il s'est depuis longtemps résigné à endurer sans leur opposer désormais le moindre agent thérapeutique. Il a entendu parler des Eaux de Bagnoles, il vient y faire une dernière tentative, un dernier essai qui ne devait lui procurer qu'une nouvelle déception.

Après trois semaines d'un traitement thermal par des bains tempérés d'une heure de durée et des douches générales en pluie très-faible, aidés d'un exercice modéré mais continu, M. F....., qui n'a pas cessé un seul jour de souffrir, quitte les Eaux dans un état extrêmement douloureux, n'ayant retiré de ce traitement qu'un surcroît d'éréthisme sanguin et ner-veux et pas la moindre amélioration.

VII

REFLEXIONS

J'aurais pu multiplier beaucoup les observations du genre de celles que je viens de rapporter; c'eût été grossir mon travail sans utilité réelle. Les quelques faits cliniques que l'on vient de lire me paraissent suffisants par leur signification tou-jours très-précise et très-positive, dans quelques cas même remarquablement importante, à démontrer de la manière la plus formelle les propriétés thérapeutiques des Eaux de Ba-gnoles, qui font le sujet de cette étude. J'ai pris soin de choisir ces faits de telle sorte qu'ils expriment, relativement à l'appropriation de ces Eaux au traitement des maladies rhumatismales, de la goutte et de la gravelle, la résultante de ma pratique thermale depuis neuf ans. Je me dispenserai donc d'entrer à leur égard, soit sur quelques-uns en particulier, soit sur leur ensemble, dans l'examen direct de la valeur thérapeutique, si manifeste d'ailleurs, qu'on doit leur attribuer sous ce rapport : ce serait reproduire sous une autre forme les considérations complètement développées dans les troisième, quatrième et cinquième paragraphes de ce mémoire.

Deux de ces observations cependant, bien qu'à un point de vue étranger au but spécial de mon travail, présentent un intérêt considérable sur lequel je dois m'arrêter un instant.

La paralysie partielle consécutive à quelque manifestation rhumatismale ayant sévi, soit directement dans les régions musculaires paralysées, soit dans les cordons nerveux qui s'y distribuent, se montre assez fréquemment. Il en existe aujourd'hui de nombreux exemples dans la science; et si l'histoire de ces paralysies n'est pas encore parfaitement faite, personne du moins aujourd'hui ne conteste l'origine rhumatique de certaines altérations de la motilité. Il en est tout autrement des paralysies rhumatismales du genre de celles qui font le sujet des observations 5 et 6 de ce mémoire. Ces faits de rhumatisme spinal général ou partiel suivi de la résolution complète ou incomplète des membres sont extrêmement rares et sous ce rapport l'histoire de la paralysie rhumatismale reste toute entière à faire. On a bien relaté quelques exemples de méningite rhumatismale promptement suivis d'accidents mortels dans lesquels l'autopsie a révélé que la moelle était intacte et que les lésions portaient surtout sur la face externe et postérieure des méninges, dans l'espace compris entre les membranes et le canal rachidien; et qu'ainsi les produits extudés devaient altérer surtout par compression les fonctions de la moelle et causer la résolution des membres observée pendant la maladie. On a bien aussi parlé vaguement de paraplégies rhumatismales; mais on a, je crois, très-exceptionnellement cité des faits de rhumatisme spinal manifeste, évident, s'accompagnant au début d'accidents plus ou moins menaçants, promptement enrayés, puis suivis d'une paralysie symptomatique persistante; et je suis porté à penser que mes deux observations 5 et 6 sont au nombre des cas très-rares de cette espèce qu'ait à enregistrer la science.

Dans la première on voit le rhumatisme se montrer brusquement et en même temps dans les diverses articulations des membres et sur toute la longueur de la colonne vertébrale ; dans la seconde, au contraire, le rhumatisme ne devient spinal que secondairement et en quelque sorte par voie de contiguité et d'envahissement successif, il demeure partiel et absolument limité à la colonne cervicale. Dans l'un et l'autre exemple, il ne se produit aucun trouble cérébral; ni délire, ni coma. Contrairement à ce qui arrive dans la méningite purement inflammatoire ; au lieu de contractures, de raideurs tétaniques de convulsions, c'est la résolution plus ou moins complète des membres qui apparaît d'emblée et persiste après la disparition des symptômes propres et immédiats du rhumatisme. Les altérations, révélées par l'autopsie, dans les cas plus nombreux où la mort a été la conséquence des manifestations rhumatismales spinales, rendent parfaitement bien compte des phénomènes paralytiques immédiats et persistants présentés par mes deux malades.

Ces réflexions faites, je reviens au sujet principal de cette étude dont je puis résumer les conclusions dans les propositions suivantes :

VIII

CONCLUSIONS

1° Les eaux de Bagnoles de l'Orne jouissent d'une action thérapeutique spéciale dans le rhumatisme accidentel en général ; et en particulier, dans la névralgie et la paralysie rhumatismale ;

2º Moins spéciale et plus générale, leur influence curative est souvent encore très-effective dans le rhumatisme diathésique, surtout dans les formes torpides et atoniques, chez les sujets obèses, lymphatiques ou débilités. Dans ces mêmes conditions et à ce même titre, elles sont évidemment favorables dans les différentes rhumatalgies diathésiques, ici liées à la scrofule ou à la syphilis, ailleurs à l'herpétisme ou à l'obésité;

3º Dans la goutte et dans la gravelle, les eaux de Bagnoles n'offrent guère à la thérapeutique générale de ces affections que des effets adjuvants de reconstitution dans tous les cas, et ils sont fort nombreux, où une médication réparatrice se présente, soit comme première, soit comme seule et dernière indication. Elles peuvent ainsi servir, on le comprend aisément, de médication préparatoire en quelque sorte à un traitement hydro-minéral plus effectif par des eaux directement appropriées à ces états diathésiques;

4º Mais ces eaux retrouvent une autre application directe et toute spéciale dans les différentes formes de dyspepsies atoniques qui accompagnent si souvent, si communément, devrais-je dire, les nombreuses maladies diathésiques ou constitutionnelles que je viens d'énumérer;

5º D'une manière générale, elles trouvent une contre-indication formelle dans tous les cas de rhumatisme ou de rhumatalgie franchement et essentiellement névropathique, principalement chez les sujets à sanguification riche et active.

DEUXIÈME PARTIE

NOTICE

SUR

L'utilité et l'emploi en boisson, loin des Sources, des Eaux
Thermales et Ferrugineuses froides

DE BAGNOLES-DE-L'ORNE

(2e ÉDITION).

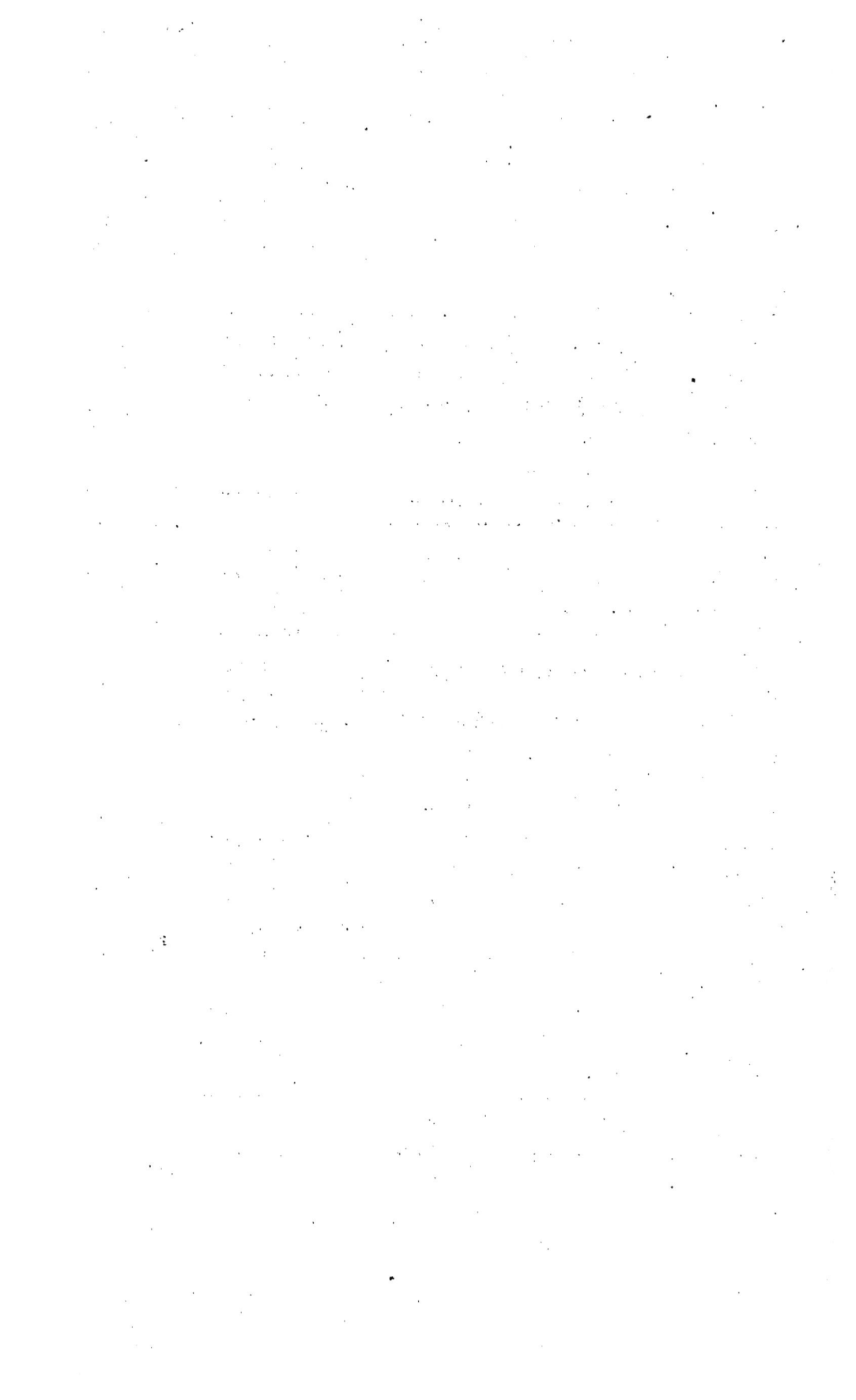

I

Propriétés anti-dyspeptiques des Eaux de Bagnoles, leur im-
portance. — Puissante action médicamenteuse de ces eaux
bues loin des Sources dans le traitement des troubles de la
digestion. — Leur longue et parfaite conservation en bou-
teilles. — Leur mode d'emploi.

L'efficacité des eaux de Bagnoles-de-l'Orne appliquées au
traitement des troubles de la digestion a, jusque dans ces derniers temps, échappé aux recherches de mes prédécesseurs.
Ce n'est guère que depuis vingt ans que les différents médecins qui ont eu l'occasion d'expérimenter l'action curative de
ces eaux, ont commencé à entrevoir, puis à signaler d'une
manière formelle à l'attention des praticiens et du monde
thermal leurs excellents effets dans les maladies de ce genre
qui embrasse les variétés si nombreuses et si diverses de la
dyspepsie primitive ou secondaire.

Affection extrêmement fréquente, se développant dans
toutes les conditions sociales, sous l'influence des causes physiques et morales les plus communes et les plus générales, la
dyspepsie constitue un dérangement fonctionnel de la plus
haute importance. Elle s'attaque en effet à l'une des fonctions
primordiales de l'organisme : la digestion des aliments, qui
tient sous sa dépendance les actes les plus intimes et les plus
essentiels de l'économie : la nutrition et l'assimilation.

« L'estomac, a dit Hippocrate, est pour l'homme ce que la
terre est pour les végétaux. » Cette pensée du père de la médecine est anatomiquement d'une réelle exactitude. Si, en effet,
la plante va puiser dans le sol les sucs qui la font vivre, végé-
ter, fleurir et fructifier, les vaisseaux chylifères, ces racines
de l'homme sous le rapport de la vie organique, vont égale-

ment puiser dans le tube gastro-intestinal les sucs nutritifs, l'aliment primordial qui le font vivre et se développer.

L'estomac, c'est le pourvoyeur incessant de l'organisme physique tout entier; c'est le pivot de l'existence, parce qu'il est la source de la santé ou de la maladie. Privez l'homme d'un bon aliment, c'est à-dire privez-le de bonnes et complètes digestions, et tout aussitôt vous le voyez dépérir et languir.

Paracelse et Van Helmont, ces créateurs de principes et de causes premières sous le nom d'archées, avaient attribué à l'estomac une archée toute spéciale qui présidait à toutes ses fonctions. L'illustre Broussais, suivant en cela les écarts d'un génie trop généralisateur, voyait partout et toujours l'inflammation de l'estomac, la gastrite, cette maladie universelle dans laquelle, pour lui, venait se résumer pour ainsi dire la pathologie humaine toute entière.

C'est ainsi que dans tous les temps, sous l'empire des théories médicales les plus divergentes et les plus opposées, nous voyons la thérapeutique, guidée par un principe supérieur à toutes les doctrines spéculatives, diriger constamment ses efforts du côté de l'estomac et du tube digestif.

C'est qu'à toutes les époques, en effet, il a été d'une égale et souveraine évidence, qu'entretenir de bonnes digestions, c'est en même temps maintenir dans l'économie une sanguification riche et active, assurer une assimilation puissamment réparatrice contre les pertes de toutes sortes subies par l'organisme et placer ce dernier dans les meilleures conditions pour résister à l'invasion des diverses maladies organiques, constitutionnelles ou diathésiques qui, en ruinant tout l'être physique chez l'individu, préparent lentement et progressivement dans l'espèce les plus tristes dégénérescences.

La médecine hydrologique offrait à la thérapeutique des dyspepsies ses plus précieuses ressources; aussi, comme on devait bien s'y attendre, a-t-elle pris la plus large part dans le traitement de ces affections. Cette supériorité des eaux minérales dans le traitement des troubles de la digestion repose sur les témoignages les plus éclatants et les plus incontestables : une foule de travaux et d'études particulières l'établissent surabondamment; et c'est une vérité qui se passe de preuves désormais, que tout le monde, médecins et malades, reconnaît et proclame, à savoir : que les dérangements des fonctions digestives sont, d'une façon toute spéciale, tributaires de la médication hydro-minérale.

En ce qui concerne les eaux de Bagnoles sous le rapport de cette question si importante de la thérapeutique hydriatique des dyspepsies, il était indispensable de faire un examen plus approfondi et plus nettement défini des propriétés anti-dyspeptiques nouvellement constatées au nombre des effets curatifs propres à ces eaux et d'établir, à l'aide d'une expérimentation clinique longtemps suivie, rigoureusement et méthodiquement contrôlée, la part légitime qui leur revient dans le traitement des troubles de la digestion par les eaux minérales.

Dès mon entrée au poste thermal de Bagnoles, je me suis tout particulièrement appliqué à l'étude ce côté si intéressant de la pratique hydro-minérale près des Eaux de cette station que l'on n'avait point encore suffisamment explorée et dans une monographie (1) très-complète sur cette matière, publiée en 1866 et basée sur de nombreuses observations cliniques, j'ai établi sur la foi de faits thérapeutiques recueillis et suivis avec le plus grand soin :

1° Que les eaux de Bagnoles-de-l'Orne appliquées au traitement du plus grand nombre des maladies fonctionnelles de l'appareil digestif, jouissent d'une efficacité constante, formelle, incontestable, offrant tous les caractères d'une véritable spécialisation thérapeutique.

2° Que cette spécialisation thérapeutique s'adresse tout d'abord aux formes atoniques et flatulentes les plus communes des maladies dyspeptiques, puis aux formes nerveuses simples si diverses de la dyspepsie primitive ou secondaire; et, dans cette dernière classe, plus particulierement aux phénomènes dyspeptiques qui se lient aux tuméfactions passives du

---

(1) De l'action thérapeutique spéciale des eaux de Bagnoles-de-l'Orne dans certaines formes de dyspepsies ; mémoire récompensé par l'Académie impériale de médecine de Paris. — Paris 1866.

foie, à l'empâtement et à l'obstruction des viscères abdominaux, à la pléthore veineuse enfin totale ou partielle de l'abdomen.

Enumérer de semblables propriétés curatives, c'est montrer qu'à l'avenir les eaux de Bagnoles sont appelées à partager avec les sources minérales les plus en renom sous ce rapport la cure hydriatique des maladies dyspeptiques.

Rapprochant de ces propriétés thérapeutiques spéciales que me révélait l'expérimentation clinique, l'action physiologique dont je vais bientôt parler qu'exercent les eaux de Bagnoles sur l'appareil gastro-intestinal, j'ai en outre établi clairement dans ce mémoire que les qualités anti-dyspeptiques spéciales dont ces eaux sont douées résultent d'une influence complexe, tout à la fois topique, médicamenteuse et dynamique.

Cette dernière constatation laissait déjà suffisamment concevoir la possibilité d'appliquer avec succès les eaux de Bagnoles transportées au traitement des dérangements de la digestion. Me fondant à cet égard sur quelques-unes de mes observations, il m'a été donné de signaler pour la première fois les qualités anti-dyspeptiques très-manifestes de ces eaux employées simplement en boisson loin des Sources, en l'absence des effets généraux de la médication balnéaire et de l'influence, si favorable, d'ailleurs, du séjour dans notre station thermale.

L'observation de pareils effets curatifs dans ces conditions d'administration des eaux de Bagnoles avait une importance capitale ; elle permettait d'entrevoir sûrement qu'un horizon tout nouveau s'ouvrait dès ce moment à leurs applications futures, comme agents transportables, dans tous les temps et dans tous les lieux, d'une médication formelle de la dyspepsie.

Depuis la publication de mon travail, des faits nouveaux et très-probants sont venus confirmer les premières prévisions résultant de cette très-heureuse et toute récente expérimentation clinique, et déjà l'année dernière l'établissement de Bagnoles a dû pourvoir à d'assez nombreuses expéditions d'eau thermale dont quelques-unes avaient été demandées par différents médecins.

Plein de confiance dans les résultats révélés par ces premiers essais, fort de l'entière conviction qu'ils m'inspirent dès aujourd'hui, j'appelle de tous mes vœux, sur ce côté particulier des applications thérapeutiques des eaux de Bagnoles, l'expérience de tous, des médecins et des malades. Ces eaux, je n'en doute pas, sont destinées à disputer désormais aux sources si connues, sous ce rapport, de Vichy, Vals, Pougues, Chateldon et autres, le privilége trop exclusif de la médication à domicile des affections dyspeptiques.

Sur ce point, d'ailleurs, l'étude attentive de l'action physiologique de nos Eaux est pleinement d'accord avec les enseignements fournis par l'observation clinique.

Ce n'est point en effet dans la présence d'une certaine quantité d'acide carbonique uni à du gaz azote qui se dégage au point d'émergence de la Source et qui n'existe déjà plus dans l'eau bue à la buvette elle-même, qu'il est permis d'aller chercher la cause des effets salutaires des eaux de Bagnoles, dans les dérangements des actes de la digestion. Sous ce rapport, il est impossible de comparer leur influence curative persistante à l'action immédiate et directement effective, mais toute passagère des eaux de Condillac, de Saint-Galmier et de Soultzmatt sur l'acte même de la digestion.

C'est, ainsi que je l'ai déjà dit, à une influence topique, essentiellement médicamenteuse et dynamique exercée sur l'ensemble de l'appareil digestif que l'on doit rapporter les excellents effets qu'on en retire dans le traitement des maladies dyspeptiques.

Du reste, il en est ici des eaux thermales de Bagnoles comme des autres sources minérales, c'est principalement lorsqu'elles comportent d'utiles applications en boisson, qu'elles montrent le mieux qu'elles agissent absolument à la manière des médicaments; et que de même que tout autre agent thérapeutique, elles exercent sur l'économie une action constamment identique et invariable. Cette action se reproduira partout et toujours plus ou moins semblable à elle-même, si le médicament, qui est ici une eau minérale, a lui-même plus ou moins bien conservé sa constitution physique et chimique, et partant, les propriétés dynamiques qui en résultent. Les eaux de Bagnoles, ainsi que j'ai pu le constater expérimentalement bien des fois, sont susceptibles d'une longue et parfaite conservation en bouteilles; ce qu'explique facilement leur basse thermalité, qui ne s'élève pas au-delà de 25° centigrades, jointe à leur degré très-faible de sulfuration.

L'introduction formelle des eaux de Bagnoles dans la médication hydriatique des dyspepsies est, comme je l'ai dit au commencement de cette notice, d'une origine toute récente. Rien d'étonnant donc que, satisfait de cette très-remarquable acquisition thérapeutique à l'avantage de ces Eaux, et en présence de l'habitude déjà séculaire de ne les utiliser que sur les lieux pendant la belle saison, on n'ait pas songé tout d'abord à étendre au-delà de ces limites les propriétés anti-dyspeptiques que l'on venait de constater et que l'on ait ainsi négligé jusqu'à ce jour les heureuses applications auxquelles elles peuvent encore se prêter loin des Sources, par leur usage en boisson avant et pendant les repas, pour le traitement de la plupart des maladies fonctionnelles de l'appareil digestif.

Il est temps désormais de faire franchir aux eaux thermales de Bagnoles ce cercle étroit dans lequel, par une sorte d'indifférente négligence mêlée d'une certaine irréflexion, on a continué jusqu'à ce moment de renfermer les attributions curatives propres à ces Eaux dans le traitement des dyspepsies par les eaux minérales; il est juste de revendiquer pour elles la place importante qui peut leur revenir parmi les Sources journellement employées pour la cure à domicile des affections dyspeptiques.

Je prévois bien que certains esprits rétrogrades, parmi ceux mêmes qui peuvent avoir une connaissance directe plus ou moins exacte et précise des qualités thérapeutiques de nos Eaux, ne vont pas manquer de se récrier et de signaler les propositions qui précèdent comme une innovation sans portée et sans utilité pratique. Je ne saurais m'en étonner, ni m'en effrayer : c'est ainsi qu'il advient en toutes choses ; du moment que l'on tente de sortir de l'ornière et des sentiers battus, il se rencontre des gens à tendances récalcitrantes qui persistent à y rester. Mais dans une question de la nature de celle que je soulève ici, de semblables résistance ne pouvant constituer des objections réelles, je n'ai pas à m'en occuper autrement. A ceux pourtant, qui voudraient s'en servir pour combattre la thèse que je soutiens, et qui, sous le futile prétexte que les eaux thermales de Bagnoles n'ont, à aucune époque, été employées loin des Sources dans le traitement des maladies dyspeptiques, refuseraient par cela même d'admettre l'utilité de leurs applications sous ce rapport, tout en reconnaissant, ce qui n'est d'ailleurs plus contestable, leur action curative manifeste dans le traitement de ces mêmes affections près des Sources, à ceux-là, dis-je, je réponds par anticipation : raisonner de la sorte, c'est d'avance et de parti pris nier l'expérience et le progrès pour proclamer la routine.

Il ne me reste plus, pour compléter cette courte notice en ce qui concerne les Eaux thermales de Bagnoles utilisées loin des Sources, qu'à exposer leurs principaux caractères physiques et à préciser leur meilleur mode d'emploi en boisson qui ne devra guère différer du reste de celui qu'on en fait sur les lieux. Je ne puis mieux faire à ce sujet que d'emprunter à mon mémoire précédemment cité les passages qui ont trait à ce côté si important de l'application de nos Eaux dans le traitement des maladies dyspeptiques.

Eminemment digestives en vertu de leur action toute médicamenteuse sur l'organe stomacal, ainsi que je l'ai dit plus haut, les eaux thermales de Bagnoles, d'une limpidité parfaite, se mélangent au vin sans l'altérer. « Elles sont très-agréables à boire bien qu'elles laissent à l'arrière-bouche un léger goût d'amertume comme les eaux oxygénées. Dans l'estomac elles causent tout d'abord une certaine sensation de pesanteur chez la plupart des personnes qui en font usage en boisson ; mais à cette première impression de lourdeur très-légèrement pénible succède promptement un sentiment de chaleur plus ou moins prononcé à l'épigastre. Il nous a paru, et l'expérience a pleinement confirmé nos prévisions, que le moment de cette stimulation stomacale devait être très-favorable pour l'ingestion des aliments chez les dyspeptiques. Aussi est-ce aujourd'hui pour nous une pratique adoptée de prescrire dans tous les cas de troubles fonctionnels de l'appareil digestif un demi-verre ou même un verre d'eau thermale peu de temps avant chacun des repas.

La quantité d'eau nécessaire pour mettre en jeu, suivant l'extrême diversité des cas et des sujets, les propriétés thérapeutiques spéciales des eaux thermales de Bagnoles dans les affections dyspeptiques, varie de deux à six verres par jour. »

Pour la généralité des dyspeptiques deux à trois verres par jour sont suffisants; ce n'est que dans quelques cas exceptionnels qu'il peut devenir utile d'aller jusqu'à quatre, cinq et six verres, nombre que j'ai bien rarement dépassé. Cette quantité moyenne de deux à trois verres chaque jour avant les repas, qui convient à la plupart des malades traités sur les lieux, me paraît devoir être toujours suffisante pour l'usage loin des Sources, alors que le dyspeptique, resté au milieu de toutes ses habitudes souvent très-sédentaires et livré à toutes ses occupations habituelles plus ou moins absorbantes, est privé des conditions si favorables que créent au malade traité dans nos thermes les distractions du voyage, le changement d'air et de climat, et surtout l'exercice journalier si salutaire que l'on se procure aux Eaux, toutes conditions qui permettent, on le comprend aisément, de livrer utilement à l'absorption de l'estomac une plus forte dose d'eau minérale.

C'est tout à la fois par leur administration avant et pendant les repas que doivent être employées, loin des Sources, les eaux thermales de Bagnoles-de-l'Orne dans le traitement des maladies dyspeptiques. Complément très-utile de la médication anti-dyspeptique sur les lieux, l'usage de l'Eau aux repas constitue pour cette même médication, loin des Sources, un second mode d'emploi aussi indispensable que le premier.

.La durée de la cure à Bagnoles, pour les troubles de la digestion comme pour tous les autres états morbides qu'on peut y traiter, varie pour l'ordinaire entre trois et quatre semaines ; au-delà de ce terme la médication balnéaire causerait souvent une fatigue plus ou moins préjudiciable. Il faudra assurément plus de temps pour modifier d'une manière durable par l'usage de l'eau en boisson loin des Sources la plupart des maladies fonctionnelles de l'appareil digestif pour lesquelles j'en recommande l'emploi de cette manière. Plusieurs mois de traitement seront quelquefois nécessaires dans certains cas ; mais alors, suivant une coutume généralement adoptée pour toute médication à long terme, il sera bon de laisser reposer les organes digestifs à différentes époques de ces traitements prolongés, en apportant tous les mois environ une interruption d'une huitaine de jours dans l'administration de l'eau.

Il est presque superflu d'ajouter que, pendant la belle saison surtout, quelques bains alcalins, salins ou légèrement sulfureux et même certaines pratiques d'hydrothérapie pourront venir très-utilement en aide à cette heureuse médication des états dyspeptiques par les eaux thermales de Bagnoles employées en boisson loin des Sources, suivant la méthode que je viens d'exposer.

II

Importance des préparations de fer en thérapeutique ; utilité des eaux ferrugineuses froides de Bagnoles considérées comme agents transportables de la médication par les ferrugineux.

Les eaux thermales dont je viens d'esquisser à grands traits les puissantes et remarquables propriétés curatives, ne sont pas les seules richesses thérapeutiques de Bagnoles. Cet établissement possède en outre plusieurs sources ferrugineuses froides, marquant 13° centigrades, minéralisées à différents degrés par du bicarbonate de protoxyde de fer. Ces eaux qui se rangent ainsi parmi les proto-ferrées bicarbonatées, les meilleures des ferrugineuses par leur dissolution parfaite et leur facile digestibilité, présentent de très-bonnes conditions de conservation, de transport et de fixité et méritent à tous ces titres de prendre une place importante dans la médication par les eaux ferrugineuses naturelles.

Tout le monde sait quel rôle capital jouent de nos jours les médicaments à base de fer dans le traitement d'une foule de maladies chroniques. Boërhaave appelait le fer divin, tous les médecins aujourd'hui, à l'exemple du professeur Grisolle, le proclament le premier des reconstituants après le régime. Le fer a été combiné à tous les acides possibles; il a été introduit dans d'innombrables préparations pharmaceutiques et même alimentaires. La série des agents ferrugineux journellement employés dans la pratique médicale, depuis les boules de Nancy jusqu'aux chocolats et biscuits ferrugineux, n'a bientôt plus de fin.

Cette profusion de préparations ferrugineuses répond à un besoin manifeste de notre époque et l'on se méprendrait complétement si l'on ne voulait y voir que l'effet d'une vogue banale ou d'un engouement irréfléchi. Il semble en effet qu'à certaines périodes de l'histoire pathologique de l'homme correspond un caractère propre, dominant, presque exclusif, imprimant une sorte de teinte uniforme sur l'ensemble des maladies observées. Aujourd'hui, dans les climats tempérés du moins où il m'est donné d'observer, l'atonie et l'adynamie forment sans contredit cette caractéristique morbide générale qui constitue la base essentielle, absorbante pourrais-je dire, de presque tous les dérangements de la santé; l'emploi du fer sous toutes les formes répond aux indications aussi évidentes que diverses et formelles qui en résultent.

Ce précieux médicament ne se présente nulle part dans des conditions aussi favorables pour une absorption facile et une prompte assimilation qu'au sein des eaux naturelles. Là encore, l'expérience journalière le proclame hautement, les

combinaisons inimitables de la nature se montrent incomparablement supérieures aux plus heureuses productions de l'art.

Les Eaux Ferrugineuses naturelles étant de toutes les préparations de fer les plus efficaces, il convient d'utiliser partout
où on les rencontre ces puissantes ressources thérapeutiques
qui, sans être très-rares, ne sont pas extrêmement répandues.
Pour ne parler que de la France sous ce rapport, après les
eaux d'Ozezza et de la Bauche, qui se placent au premier rang
des ferrugineuses, je ne vois guère comme ferrugineuses
pures, que les Eaux de Charbonnières et de Lamalou, puis un
certain nombre de Sources ferrugineuses mixtes ou compo-
sées, très-recommandables d'ailleurs, parmi lesquelles se placent les Eaux de Neyrac, de Barbotan, de Forges, de Sylvanès
et de Saint-Alban, etc.

Je ne veux établir aucune comparaison entre ces différentes
Eaux et les Ferrugineuses de Bagnoles-de-l'Orne. La composi-
tion chimique de ces dernières, indiquée plus haut, dit assez
toute l'utilité qu'on en peut retirer loin des Sources dans le
traitement de la chlorose et de l'anémie, de la leucorrhée,
des hémorrhagies passives et des diarrhées chroniques par
atonie, etc. Comme les autres Eaux du genre des ferrugineuses pures bicarbonatées, elles encourent le reproche de laisser
déposer avec le temps une certaine portion du fer qu'elles
contiennent sur les parois des bouteilles à l'état d'hydrate de
sesquinoxyde ferreux et de perdre ainsi quelque peu de leur
minéralisation. Mais on le sait depuis longtemps, pour ces
sortes d'Eaux, la condition majeure de leur assimilabilité, et
partant de leurs excellents effets, réside dans l'état de dissolution extrême de l'agent ferrugineux qu'elles renferment. Ce
n'est pas la dose introduite dans les voies digestives, mais
bien la dose absorbée et admise dans le liquide sanguin qui
produit l'action thérapeutique, et l'on peut dire, d'une manière générale, que dans bien des circonstances, il en est de la
guérison comme de l'infection; l'une et l'autre peuvent tenir
à une infime portion, la première d'une substance médicamenteuse appropriée, la seconde d'un principe toxique ou délétère.

Les deux fontaines proto-ferrées bicarbonatées de Bagnoles peuvent fournir à une très-abondante consommation, à laquelle il serait d'ailleurs très-facile de faire contribuer plusieurs sources du même genre que l'on rencontre en divers points de la vallée et que l'on n'a pas jusqu'à ce jour eu le besoin d'utiliser.

Très-limpides, douces et légères à l'estomac, ne possédant point cette saveur atramentaire très-accentuée qui rappelle le goût assez désagréable de l'encre, elles se boivent aux repas, coupées avec du vin de Bordeaux. On peut pour les personnes dont l'estomac présente une susceptibilité exagérée, surtout au début de la médication, les couper avec un tiers ou un quart d'eau de Seltz ou d'eau de Saint-Galmier. Dans certaines circonstances, il sera avantageux d'en prescrire un demi-verre ou même un verre avant le repas, lorsqu'on reconnaîtra l'utilité de soumettre à l'absorption une plus grande quantité de principes ferrugineux.

Je n'insisterai pas plus longuement sur ces appréciations sommaires, contenues dans cette courte notice, touchant les importants services que sont appelées à rendre, dans la pratique générale, employées loin des lieux qui les fournissent, les Eaux Thermales et Ferrugineuses froides de Bagnoles.

Puisant mes convictions dans quelques faits saillants de ma pratique thermale depuis neuf ans, j'avais pour devoir de faire connaître au monde médical et aux malades les inductions spéciales qu'ils me fournissent pour l'emploi de ces Eaux transportées et de provoquer à cet égard l'expérience et le coutrôle de tous.

J'attends avec une entière confiance cette confirmation expérimentale; et je crois pouvoir prédire dès aujourd'hui, qu'au bout de cette voie nouvelle que je viens ouvrir aux applications thérapeutiques futures des Eaux de Bagnoles-de-l'Orne, il y a : pour cette importante station un gage assuré de prospérité croissante, pour la pratique médicale un véritable bienfait et pour les malades un soulagement de plus.

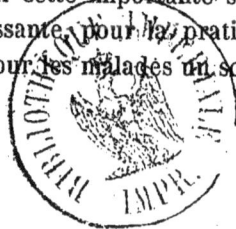

TABLE DES MATIÈRES

PREMIÈRE PARTIE

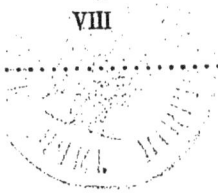

DEUXIÈME PARTIE

NOTICE

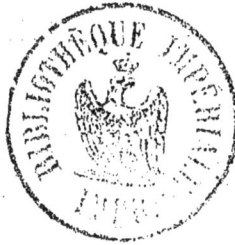